AF209015

Morbus Crohn und Colitis ulcerosa
Ursachen, Symptome, Therapie

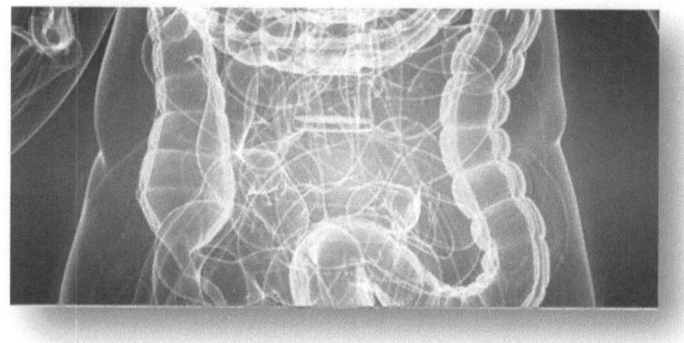

Heinz Duthel. Verfasser
Dr. Med. J. Prismarcksy, Mitverfasser

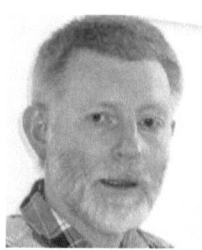

ISBN 9783839165966

9 783839 165966

Herstellung und Verlag:
BoD - Books on Demand, Norderstedt

- Morbus Crohn
- Colitis ulcerosa
- Chronisch-entzündliche Darmerkrankungen
- Dünndarm
- Colon
- Autoimmunerkrankung
- Darmschleimhaut

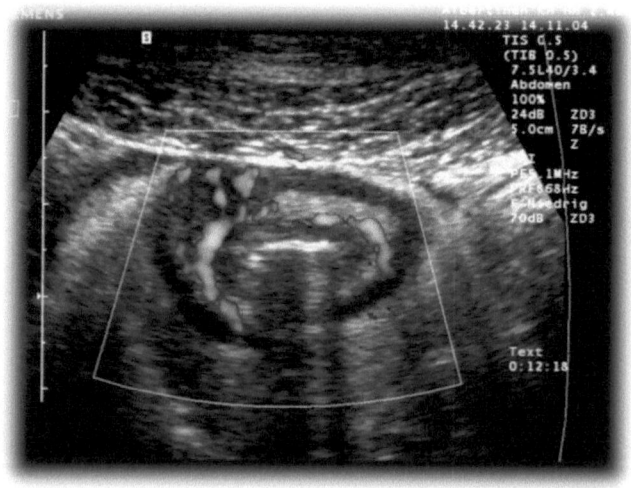

Symptome frühzeitig erkennen hilft Behandlung optimieren

Auch durch die Aktivitäten des „Kompetenznetz Darmerkrankungen" hat sich die Wahrnehmung chronisch-entzündlicher Darmerkrankungen in Deutschland verbessert. Dennoch kommt es auch heute noch vor, dass bis zur Diagnosestellung eines Morbus Crohn oder einer Colitis ulcerosa nicht nur Wochen, sondern Monate, wenn nicht sogar Jahre vergehen.

Zunächst ist es wichtig, dass die Betroffenen selbst Symptome wahrnehmen, die eine chronisch-entzündliche Darmerkrankung anzeigen können. Dabei spielt besonders die Dauer der Beschwerden eine Rolle. Während ein Magen-Darm-Infekt typischerweise nach wenigen Tagen oder ein bis zwei Wochen abklingt, bleiben bei Morbus Crohn oder Colitis ulcerosa die Beschwerden über längere Zeit bestehen.

Zusätzlich treten Warnsymptome auf, wie z.B. Fieber, Gewichtsverlust und Blutverluste im Verdauungstrakt. Die Abgrenzung von einer anderen Gruppe von chronischen Erkrankungen, den chronisch funktionellen Erkrankungen wie z.B. dem Reizdarmsyndrom, kann schwierig sein, weil die Symptome auch hier chronisch sind. Bei der Abgrenzung helfen aber ebenfalls die erwähnten Warnsymptome und Hinweise auf eine Entzündung in Blut oder Stuhl sowie Nachweise organischer Veränderungen wie z.B. einer Darmwandverdickung.

Hilfreich kann es sein, die Beschwerden in einem Tagebuch zu dokumentieren und mit dem behandelnden Arzt zu besprechen. Durch eine Zusammenstellung der erhobenen Befunde kann es zudem leichter fallen, Lücken zu erkennen, z.B. das Fehlen einer Dünndarmuntersuchung zum Ausschluss eines Morbus Crohn. Der Morbus Crohn ist eine Entzündung des Magen-Darm-Traktes, die vom Mund bis zum After auftreten kann. Meistens sind der untere Dünndarm und der Übergang zum Dickdarm betroffen. Der Name Morbus Crohn geht zurück auf einen der Beschreiber der Krankheit, den Magen- und Darmspezialisten Burrill Bernard Crohn (USA). Im Gegensatz zur Colitis ulcerosa sind beim Morbus Crohn alle Schichten der Darmwand entzündet, die sich mit fortschreitendem Krankheitsverlauf verdickt. Die Entzündung tritt dabei typischerweise segmental auf, das heißt, neben erkrankten Abschnitten des Darmes finden sich in direkter Nachbarschaft gesunde Bereiche.

Als Folge des Entzündungsprozesses kann es zu Einengungen des Darmes (Stenosen) und zu Fisteln kommen. Fisteln sind neu entstandene Entzündungsgänge. Es kann sich um Verbindungen zwischen verschiedenen Darmabschnitten, aber auch um solche zwischen dem Darm und der Haut oder anderen inneren Organen handeln. Gehäuft finden sich diese Fisteln im Bereich des Afters.

Die Ursachen

Bisher ist nicht geklärt, wie der Morbus Crohn entsteht und welche Auslöser für die Krankheit verantwortlich sind. Morbus Crohn kann erblich bedingt sein: Bisher sind mehr als 70 Gene bekannt, die mit einem Morbus Crohn in Verbindung gebracht werden.

Umweltfaktoren spielen zudem ebenfalls eine wichtige Rolle: So ist es von Bedeutung für die

Erkrankungswahrscheinlichkeit, in welchem Land man lebt, ob im ländlichen oder städtischen Raum, und unter welchen hygienischen Verhältnissen.

Als gesichert gilt auch, dass Rauchen ein Auslöser sein kann, da das Risiko, an Morbus Crohn zu erkranken, bei Rauchern doppelt so hoch ist wie bei Nichtrauchern.

Beschwerden und Symptome

Die Hauptsymptome eines Morbus Crohn sind dünnflüssiger Stuhl und Bauchschmerzen über einen längeren Zeitraum. Auch Blähungen, Fieberschübe, Übelkeit – nicht selten begleitet von Erbrechen – sowie Krämpfe können auf die Krankheit hinweisen.

Durch die Durchfälle und die verminderte Fähigkeit des Körpers, genug Nahrung aufzunehmen, kann es zu Gewichtsverlust und Abgeschlagenheit kommen. Bei Kindern und Jugendlichen können weitere Symptome auftreten, insbesondere auch Wachstumsstörungen.

Die Diagnose

Ob es sich bei den Symptomen um einen Morbus Crohn handelt oder nicht, stellt der Experte anhand von Blutuntersuchungen, Ultraschall, Magen- und Darmspiegelung sowie ggf. Kernspintomographie oder Computertomographie fest. Im Verlauf der Erkrankung müssen bestimmte Untersuchungen wiederholt werden, wenn sich daraus Entscheidungen für die Behandlung ableiten lassen.

Die Therapie

Morbus Crohn ist derzeit noch nicht heilbar und da die Ursachen nicht gesichert feststehen, zielen Therapiemaßnahmen vor allem darauf ab, die Lebensqualität von Betroffenen zu verbessern, Beschwerden zu mildern und Entzündungsprozesse zu stoppen. Besonders wichtig für die Behandlungsempfehlung ist es, den genauen Ort der Entzündung im Magen-Darm-Trakt zu kennen, zudem die Intensität der Entzündung, die Häufigkeit der Krankheitsschübe und die assoziierten Komplikationen. Neben Empfehlungen zum Umgang mit der Erkrankung im Alltag und in Bezug auf die Ernährung, stellen Medikamente einen zentralen Bestandteil der Therapie dar. Sie sollen die Erkrankung in eine möglichst lang andauernde Ruhephase, die Remission, überführen. Wesentliche Gruppen von Medikamenten stellen die Glukokortikosteroide, Immunsuppressiva und Antikörper gegen den Entzündungsstoff Tumornekrosefaktor dar. Unterschieden wird zwischen Medikamenten, die den akuten Krankheitsschub bessern sollen und solchen, die darüber hinaus auch die Wahrscheinlichkeit für neue Schübe reduzieren sollen.

Die Wahrscheinlichkeit, dass ein Patient mit einem Morbus Crohn in seinem Leben operiert werden muss, ist hoch. Eine Operation kann nötig werden, wenn es zu darmverschließenden Engstellen kommt, zu bestimmten Fistelformen, starken Blutungen und Abszessen.

Da auch eine Operation die Krankheit nicht heilen kann, ist es besonders wichtig, möglichst wenig Darm operativ zu entfernen, um Funktionsstörungen, *z.B. durch eine unzureichende Nährstoffaufnahme, zu vermeiden. In interdisziplinären Konferenzen wird daher die für den Betroffenen am besten geeignete Therapieempfehlung entwickelt. Die Colitis ulcerosa ist eine Entzündung, bei der ausschließlich die Schleimhaut des Dickdarmes betroffen ist – im Unterschied zum Morbus Crohn, bei dem alle Schichten der Darmwand entzündet sind. Die Entzündung beginnt immer im Enddarm und breitet sich unterschiedlich weit nach oben aus. Danach wird eine reine Enddarmentzündung, die Proktitis, von einer linksseitigen Colitis, einen über die sogenannte linke Flexur reichende ausgedehnte Colitis, und eine Pancolitis, die den gesamten Dickdarm betrifft, unterschieden. Der in den Dickdarm mündende Dünndarm kann auf den letzten Zentimetern ebenfalls entzündlich verändert sein, man spricht hier im Englischen von einer "backwash ileitis".*

Die Ursachen

Bisher ist nicht geklärt, wie die Colitis ulcerosa entsteht und welche Auslöser für die Krankheit verantwortlich sind. Eine erbliche Veranlagung spielt eine Rolle, wenn auch in geringerem Ausmaß, als bei Morbus Crohn. Umweltfaktoren sind ebenfalls von Bedeutung.

Beschwerden und Symptome

Die Hauptsymptome bei der Colitis ulcerosa sind Durchfälle mit Schleim- und Blutbeimengungen, oft begleitet von krampfartigen Bauchschmerzen, vor allem im Zusammenhang mit dem Stuhlgang. Im Krankheitsverlauf kann es zu Gewichtsverlust und

Abgeschlagenheit kommen. Bei Kindern und Jugendlichen können weitere Symptome auftreten, insbesondere auch Wachstumsstörungen. Zusätzlich gibt es wie beim Morbus Crohn die sogenannten "extraintestinalen Manifestationen", also Krankheitserscheinungen außerhalb des Darmse. Dazu zählen Gelenkschmerzen und Gelenkentzündungen, Entzündungen der Haut und Augen sowie eine spezielle vernarbende Entzündung an den Gallenwegen.

Die Diagnose

Ob es sich bei den Symptomen um Colitis ulcerosa handelt oder nicht, stellt der Experte nach Befragung und körperlicher Untersuchung anhand von Blutuntersuchungen, Ultraschall und insbesondere einer Darmspiegelung fest.

Bei positivem Befund müssen in Abhängigkeit von Beschwerden sowie Krankheitsausdehnung und –Aktivität Untersuchungen wiederholt werden, um die Behandlung anzupassen und die Entwicklung von Komplikationen zu überwachen.

Die Therapie

Die Colitis ulcerosa ist derzeit noch nicht heilbar. Therapiemaßnahmen zielen vor allem darauf ab, die Lebensqualität von Betroffenen zu verbessern, Beschwerden zu mildern, sie wenn möglich zu beseitigen und Komplikationen zu verhindern. Im Vordergrund der Therapie steht die Behandlung mit entzündungshemmenden Medikamenten. Mittel der ersten Wahl sind Mesalazin und verschiedene Mesalzinformen.

Da der Dickdarm über den After einer Medikation zugänglich ist, gibt es neben Tabletten und Kapseln, die geschluckt werden, auch Zäpfchen, Einläufe und Schäume. Zäpfchen reichen, wenn nur der Enddarm von der Entzündung betroffen ist, bei einem darüber hinaus reichenden linksseitigen Befall sind Einläufe und Schäume erforderlich. Neben Mesalazin spielen Glukokortikosteroide, Immunsuppressiva und Antikörper eine Rolle. Darüber hinaus wurde festgestellt, dass auch die bakterielle Flora einen Einfluss besitzt. Es wurde ein Bakterium gefunden, dass den Entzündungsprozess günstig beeinflussen kann. Bei der Erkrankung wird es daher als Probiotikum gegeben.

Trotz der vielfältigen medikamentösen Möglichkeiten kann es dennoch erforderlich sein, eine Operation durchzuführen. Dabei wird typischerweise der gesamte Dickdarm entfernt und eine neue Verbindung zwischen einer Dünndarmschlinge in Taschenform und dem After hergestellt. Vorübergehend kann die Anlage eines künstlichen Darmausgangs notwendig sein. Gründe für ein operatives Vorgehen sind der Darmdurchbruch, die schwere Blutung, die auf Medikamente nicht ausreichend ansprechende Entzündung und das Auftreten von Dickdarmkrebs bzw. bestimmter Krebsvorstufen.

Das Risiko, Dickdarmkrebs zu entwickeln, ist bei der Colitis ulcerosa und bei einem Befall des Dickdarms bei Morbus Crohn erhöht. Dabei spielen das Ausmaß der Entzündung und die Krankheitsdauer eine wichtige Rolle. In Abhängigkeit davon werden dem Patienten Überwachungscoloskopien, also Spiegelungen des Dickdarmes empfohlen, bei denen aus auffälligen Stellen Gewebeproben entnommen und unter dem Mikroskop untersucht werden. Die technischen

Darstellungsmöglichkeiten mit Endoskopen wurde so sehr verbessert, dass die Wahrscheinlichkeit, auch kleine Krebsvorstufen zu erkennen, gestiegen ist. Darüber hinaus gibt es schon Möglichkeiten, ein Mikroskopbild während der Endoskopie zu erhalten und zu bewerten.

Welche Untersuchungsmethoden gibt es?

Die von PatientInnen berichteten Symptome einer chronisch-entzündlichen Darmerkrankung sind zunächst unspezifisch und lassen so auf verschiedene Krankheitsbilder schließen. Für eine qualifizierte Diagnose eines Morbus Crohn oder einer Colitis ulcerosa braucht es daher spezielle, aufeinander abgestimmte differentialdiagnostische Untersuchungsmethoden.

Ausführliche Anamnese und Laboruntersuchung

Zunächst wird die Patientin oder der Patient ausführlich zu Beschwerden, ihrer Art und Dauer sowie zu Vorerkrankungen befragt. Dazu zählt auch die Frage nach chronisch-entzündlichen Darmerkrankungen in der Familie. Anschließend bedarf es einer ausführlichen körperlichen Untersuchung, wobei vorrangig auf Druckschmerzen im Bauch und tastbare verdickte Darmstrukturen geachtet wird. Bei der Blutuntersuchung geht es zum einen um die Frage, ob eine Entzündung nachweisbar ist, was zum Beispiel durch eine Erhöhung der weißen Blutkörperchen und bestimmter Einweißstoffe wie dem C-reaktiven Protein nachweisbar ist.

Darüber hinaus sollten mögliche Folgen der Erkrankungen abgeschätzt werden, zum Beispiel die einer Blutarmut oder eines Vitaminmangels. Im Stuhl lassen sich ferner Marker finden, die ebenfalls eine entzündete Schleimhaut anzeigen können.

Ultraschalluntersuchung

Ultraschalluntersuchungen haben den Vorteil, rasch und ohne wesentliche Belastung des Patienten durchführbar zu sein. Die bei chronisch-entzündlichen Darmerkrankungen möglichen Komplikationen wie Abszesse oder Fisteln können dargestellt werden, insbesondere auch die mit der Entzündung verbundene Darmwandverdickung, vor allem im unteren Dünndarm und im Dickdarm.

Die Ultraschalluntersuchung ersetzt nicht die Spiegelung, denn nur bei der Endoskopie können aussagefähige Gewebeproben im Magen-Darmtrakt entnommen werden.

Endoskopie

Die Betrachtung der inneren Räume (Endoskopie), hier der Schleimhaut des Magen-Darm-Traktes, ist das entscheidende invasive Verfahren, um die Diagnose einer chronisch-entzündlichen Darmerkrankung zu sichern. Der Vorteil liegt darin, dass neben der Ansicht auch Gewebeproben entnommen werden können, die der Pathologe nach Zuschneidung und Färbungen unter dem Mikroskop untersucht.

Je nachdem, welcher Abschnitt des Magen-Darm-Traktes untersucht werden soll, gibt es unterschiedliche Bezeichnungen für die Endoskopie:

Die Ösophagogastroduodenoskopie ist die Untersuchung von Speiseröhre, Magen und Zwölffingerdarm.

Die Ileocoloskopie untersucht den letzten Abschnitt des Dünndarmes vor dem Übergang in den Dickdarm und den gesamten Dickdarm. Soll der Dünndarm untersucht werden, wird mit speziellen Endoskopen eine Enteroskopie gemacht. Bei der Videoenteroskopie schluckt der Patient eine Kamera, die über mehrere Stunden Aufnahmen der Schleimhaut des Magen-Darmtraktes macht. Geht es um eine Untersuchung der Gallenwege und des Pankreasgangs, spricht man von der ERCP, der endoskopischen retrograden Cholangiopankreatikographie.

Röntgenuntersuchung

Der Stellenwert der herkömmlichen Röntgenuntersuchung des Bauches hat in den letzten Jahren deutlich abgenommen. Im Notfall, wenn ein Darmverschluss oder ein Darmdurchbruch festgestellt werden sollen, kann die Untersuchung sinnvoll sein. Auch die Untersuchung nach Gabe von Kontrastmittel wird seltener als früher vorgenommen. Die Dünndarmdarstellung nach Sellink beruht dabei auf dem Einbringen einer Sonde in den Zwölffingerdarm und der Gabe von Kontrastmittel.

Die Computertomographie ist ebenfalls ein Röntgen-basiertes Verfahren, das sehr schnell – und mit Kontrastmittel verstärkt – nicht nur den Darm selbst, sondern vor allem auch die umgebenden Strukturen abbildet.

Kernspintomographie

Die Kernspintomographie gehört zu den Schnittbildverfahren, arbeitet aber im Gegensatz zur

Computertomographie nicht mit Röntgenstrahlen, sondern mit einem Magnetfeld. Dieses Verfahren hat vor allem in den letzten Jahren an Bedeutung gewonnen, um eine Dünndarmbeteiligung bei chronisch-entzündlichen Darmerkrankungen nachzuweisen und Fisteln im Beckenbereich darzustellen.

Morbus Crohn

Morbus Crohn gehört zur Gruppe der chronisch-entzündlichen Darmerkrankungen. Es handelt sich um eine chronisch-granulomatöse Entzündung, die im gesamten Verdauungstrakt von der Mundhöhle bis zum After auftreten kann. Bevorzugt befallen sind der untere Dünndarm (terminales Ileum) und der Dickdarm (Colon), seltener die Speiseröhre (Ösophagus) und der Mund. Charakterisierend für Morbus Crohn ist der diskontinuierliche, segmentale Befall (sog. skip lesions) der Darmschleimhaut, es können also gleichzeitig mehrere Darmabschnitte erkrankt sein, die durch gesunde Abschnitte voneinander getrennt sind.

Das Krankheitsbild wurde zweimal unabhängig voneinander beschrieben, 1904 vom polnischen Chirurgen Antoni Lesniowski (1867–1940) und 1932 vom US-amerikanischen Magen- und Darmspezialisten Burrill Bernard Crohn (1884–1983), nach dem die Krankheit benannt wurde. Andere Bezeichnungen für die Krankheit sind Enteritis regionalis Crohn, Ileitis terminalis, Enterocolitis regionalis und sklerosierende chronische Enteritis; übliche Abkürzungen sind MC (Morbus Crohn) und CD (Crohn's Disease).

1.1 Häufigkeit

In den westlichen Industriestaaten liegt die Inzidenz (die jährliche Anzahl von Neuerkrankungen) von Morbus Crohn bei etwa 7–8 auf 100.000 Einwohner, die Prävalenz (der Bestand an Erkrankten) bei etwa 150 auf 100.000.(4) Die Zahl der Erkrankungen hat in den letzten zwanzig Jahren zugenommen. Beide Geschlechter sind gleich häufg betroffen, meist erkranken junge Erwachsene zwischen dem 15. und 35. Lebensjahr sowie ältere

Menschen ab einem Alter von 60 Jahren. Es ist eine familiäre Häufung zu beobachten. Schweden hat die höchste Erkrankungsrate zu verzeichnen.

1.2 Entstehung des Morbus Crohn

Die Ursache, Entstehung und Entwicklung des Morbus Crohn sind nicht geklärt. Burrill B. Crohn hielt den M. Crohn für eine durch intrazelluläre Bakterien oder Viren ausgelöste Erkrankung. Dies konnte bis heute nicht bewiesen wer- den. Es ist aber eine Reihe von Umständen bekannt, die bei der Entstehung der Erkrankung von Bedeutung sind.

1.2.1 Autoimmunerkrankung

Morbus Crohn wird als Autoimmunerkrankung der Darmschleimhaut klassifiziert. Das Hauptargument für diese Einteilung ist das gute Ansprechen der Krankheit auf das Immunsystem hemmende Medikamente wie Cortison und Azathioprin sowie der fehlende Nachweis eines spezifischen Erregers. Wie bei vielen anderen Autoimmunerkrankun- gen ist die Ursache nicht bekannt. Deshalb kann nicht kausal therapiert werden, sondern nur symptomatisch und/oder immunmodulierend.

Als Autoantikörper wurden bei Morbus Crohn gehäuft perinukleäre anti-neutrophile cytoplasmatische Antikörper (p-ANCA) serologisch identifiziert. Allerdings sind diese Autoantikörper nur bei rund 20 % der Crohn-Patienten nachweisbar.

MORBUS CROHN

Laut einem Forschungsbericht der Deutschen Morbus Crohn Vereinigung (DCCV e. V.) vom 15. September 2011 ist „Versagen der angeborenen Abwehr gegen Darmbakterien der Auslöser für die Krankheiten (…). Die chronische Entzündung ist folglich als Reaktion und Antwort auf diese Abwehrschwäche zu verstehen."

Genetik

Es besteht möglicherweise eine erbliche Veranlagung für die Krankheit. Mittlerweile wurden mehrere Erbfaktoren entdeckt, die das Risiko für das Auftreten der Krankheit erhöhen. Für einige Gene wurde nachgewiesen, dass höchstwahrscheinlich bestimmte Polymorphismen mit Morbus Crohn ursächlich in Verbindung stehen, so z. B. NOD2 (NOD2-Rezeptor), IL23R (Chromosom 1p31) und ATG16L1, DLG5 und NELL1 (Chromosom 11p15.1).(8) Ein Faktor scheint die verminderte Anzahl an Genabschnitten zu sein, die für die Produktion von beta-Defensinen verantwortlich sind.(9) Defensine sind eine Art natürliches Antibiotikum, das in Schleimhäuten zur Abwehr von Bakterien vorkommt. Menschen mit Morbus Crohn im Dickdarm haben drei Defensin-produzierende Genabschnitte am Chromosom Nr. 8, während gesunde Menschen im Allgemeinen vier davon tragen. Dementsprechend ist auch deren Defensin-Spiegel in der Schleimhaut höher. Für den wesentlich häufigeren Morbus Crohn im Dünndarm gibt es diesen Zusammenhang allerdings nicht.

1.2.3   Barriere Störung

18

Vieles deutet darauf hin, dass zumindest bei einem Teil der Morbus-Crohn-Patienten die Barriere zwischen dem Darmlumen und dem Organismus defekt ist. Konkrete Hinweise auf diesen Barriere Defekt zeigen sich z. B. im Mangel an anti-infektiös wirksamen Peptiden (Defensinen) im Mucus (Schleim), der der Darmschleimhaut aufgelagert ist. Zudem sind häufg die abdichtenden Verbindungen zwischen den Epithelzellen der Darmschleimhaut „undicht", d. h. nicht mehr funktionell und in ihrer Zahl vermindert. Ob der kontrollierte Zelltod (Apoptose) vieler Epithelzellen ein primäres oder sekundäres Phänomen ist und damit dem Krankheitsbild ursächlich zugrunde liegt oder nur zur Chronifizierung der Entzündung beiträgt, ist unklar. Durch den Defekt der Barriere Funktion gelangen – im Gegensatz zur Situation beim Gesunden – Bakterien der normalen Darmflora in großer Zahl direkt auf das Epithel der Darmschleimhaut und dringen teilweise auch in die Darmwand ein, wo sie Entzündungen im Rahmen der Abwehr durch den Körper auslösen, die die Barriere noch weiter schädigen, sodass im Sinne eines Teufelskreises weitere Bakterien der Darmflora in die Darmwand eindringen und die Entzündung weiter anfachen. Der primäre Defekt der Barriere Störung kann zumindest teilweise genetisch bedingt sein. So ist die Produktion bestimmter alpha-Defensine bei Morbus-Crohn-Patienten mit für Morbus Crohn charakteristischen Mutationen in einem Gen (NOD2/CARD15), das einen intrazellulären Sensor für bakterielle Strukturen codiert, gegenüber Morbus-Crohn-Patienten ohne diesen Gendefekt noch stärker vermindert, obwohl die Defensinproduktion auch bei Morbus-Crohn-Patienten ohne diesen Gendefekt bereits drastisch gegenüber Gesunden reduziert ist. Dieses gilt für den

Dünndarmbefall, bei Lokalisation im Dickdarm ist offenbar die Zahl der beta-Defensin-Gene und dementsprechend die beta-Defensinsynthese vermindert. Somit erklären die verschiedenen Defensindefekte die unterschiedlichen Lokalisationen der Erkrankung.

1.2.4 Eisenaufnahmestörung und Blutarmut (Anämie)

Es besteht eine Überproduktion eines Faktors Hepcidin, welcher ein funktioneller Inhibitor des intestinalen Eisenaufnahmetransportproteins Ferroportin ist, wodurch der Darm daran gehindert ist, Eisen aus der Nahrung aufnehmen zu können. Gemäß aktuellen klinischen Erkenntnissen ist es möglich, dieses System mit einer TNF-alpha gerichteten Behandlung mit Remicade – nicht aber mit einer konventionellen Basistherapie z. B. mit Azathioprin – zu beeinflussen. Eine systemnahe Therapie, die am BMP6 ansetzt, wurde im Mausmodell entwickelt.

1.2.5 Mycobacterium avium subsp. paratuberculosis

Es gibt einige Indizien, dass das Mycobacterium avium subsp. paratuberculosis (MAP) zusammen mit speziellen Varianten des CARD15/NOD2-Gens Chronisch-entzündliche Darmerkrankungen beim Menschen wie Paratuberkulose bei Tieren verursachen kann. An Paratuberkulose erkrankte Rinder und Morbus-Crohn-Patienten haben eine identische Besonderheit im CARD15/NOD2-Gen, die vergleichsweise negativen Einfluss auf die Defensinproduktion (Produktion natürlicher Antibiotika) hat.(20) Das MAP löst bei Rindern und anderen Tieren chronische Darmentzündungen aus und verursacht an sterilen menschlichen Darmabschnitten Entzündungsreaktionen und Gewebeschäden.

Mycobacterium avium paratuberculosis induziert beim Menschen spezifische Antikörper. Diese Antikörper werden im Blut von bis zu zwei Dritteln aller Morbus-Crohn-Patienten gefunden.
Zurzeit laufen Untersuchungen, ob Patienten erfolgreich mit einer Antibiotikakombination behandelt werden können. Eine Multi-Antibiotika-Therapie hat zu ersten Behandlungserfolgen in USA und Australien geführt. MAP wurde mehrfach in verschiedenen Milchprodukten nachgewiesen. Ein Prozentsatz überlebt die Bedingungen der Pasteurisierung, des Verfahrens, mit dem der überwiegende Teil der Milch für Milchprodukte behandelt wird.

Weitere Faktoren

Übermäßige Hygiene

Welche Faktoren der Umwelt zur verbreiteten Entwicklung des Morbus Crohn in Gesellschaften mit hohem hygienischen Standard führen, ist unklar. Möglicherweise führt ein Befall mit bestimmten Parasiten – beispielsweise Würmern – zu einer spezifischen Modulation der Immunantwort, die verhindert, dass die Entzündungsreaktion chronisch wiederkehrt. Es existieren andere Hypothesen, wie die Schädigung der Darmbarriere durch die zunehmende Exposition gegenüber Detergentien, wie Seifen, Weichmachern oder Emulgatoren, die dazu beitragen könnten, die Barrierefunktion der Darmwand zu schädigen und so dem Eindringen von Bakterien der normalen Darmflora

21

Vorschub zu leisten. Wahrscheinlich sekundär ist, dass die Darmflora bei Morbus-Crohn-Patienten verändert ist: Im Vergleich zu Gesunden findet man eine deutliche Reduktion der Anzahl verschiedener Bakterienspezies.

Rauchen

Das Risiko der Entwicklung eines Morbus Crohn ist bei Rauchern doppelt so hoch wie bei Nichtrauchern. Eine Beendigung des Rauchens wirkt sich in der Regel günstig auf den Krankheitsverlauf oder auf die Rezidiv Rate nach einer Operation aus.

Ernährung

Früher vermutete Zusammenhänge mit einer spezifischen Ernährung wie vermehrter Gebrauch von raffinierten Zuckersorten bei MC-Patienten werden heute als sekundär erachtet, da viele Morbus-Crohn-Patienten aufgrund der Entzündungen im Dünndarm eine generell verminderte Resorption und damit eine schlechtere Nahrungsverwertung aufweisen.

Psychosomatik

Psychosozialer Stress kann in erheblichem Maße zur Symptomauslösung oder -verstärkung führen. Es wird angenommen, dass bei den chronisch-entzündlichen Darmerkrankungen psychosozialer Stress auch zu einer Fehlregulation der Immunantwort und – bei entsprechender Veranlagung – zur Krankheitsaktivierung führt. Dieser Stress kann bei Morbus-Crohn-Patienten zum Auftreten erneuter Entzündungen führen. In den

Holy Seven beschreibt Franz Alex- anderer Morbus Crohn als psychosomatische Krankheit.

1.3 Symptomatik

Typische Symptome des Morbus Crohn sind Bauchschmerzen und Durchfall, manchmal blutig, was auf Ulcera hinweist. (23) Die Schmerzen treten besonders oft im rechten Unterbauch und oft nach dem Essen oder vor dem Stuhlgang auf. Auch Fieber, Gewichtsverlust, Appetitlosigkeit, Übelkeit und Erbrechen können entstehen. Gerade bei Kindern kann eine Wachstumsverzögerung das einzige Symptom sein. Fisteln oder Abszesse am After können ebenfalls von einem Morbus Crohn kommen. Bei vielen Patienten jedoch sind die Art und das Empfinden der Symptome unterschiedlich. In den Laboruntersuchungen sieht man meistens eine Entzündung mit einem Anstieg der weißen Blutkörperchen und einer Anämie. Die Beschwerden treten für gewöhnlich in Schüben auf. Ein derartiger Schub dauert meist mehrere Wochen an. Beschwerden, die nur wenige Tage andauern, sind in den wenigsten Fällen Schübe des Morbus Crohn.

Bei bis zu 50 Prozent der Morbus-Crohn-Patienten treten zudem extraintestinale Manifestationen auf. Am häufigsten sind hierbei die Gelenke betroffen; es kann zu Arthralgien und Arthritiden kommen. Im Rahmen des Morbus Crohn sind ferner Hautveränderungen in Form des Erythema nodosum oder des Pyoderma gangraenosum möglich. Ebenso kann es zur Begünstigung einer Rosazea kommen sowie zu Entzündungen des Auges (etwa als Uveitis). Die Manifestationen außerhalb des Darmtrakts (extraintestinale Symptome) können selten auch Monate bis Jahre vor der Darm-Symptomatik auftreten. Normalerweise verschwinden die extraintestinalen Symptome, wenn der Morbus Crohn als Grunderkrankung behandelt wird. Neben der Erkrankung selbst kommen auch Nebenwirkungen der Medikation als Auslöser für extraintestinale Manifestationen in Frage.

1.4 Komplikationen

- Mechanischer Ileus (Darmverschluss): Anfangs häufig durch Einengung des betroffenen Darmsegments während des entzündlichen Prozesses bedingt, im späteren Stadium durch erbröse Strikturen. Ein Ileus tritt bei rund
20 bis 30 Prozent der Patienten im Verlauf der Erkrankung auf.

- Fistel (Verbindung des Darms mit anderen Organen oder der Körperoberfläche): Fisteln treten im chronischen Verlauf recht häufig auf und können recht verschieden sein: Verbindung des Darms mit der Körperoberfläche (kutan), Verlauf zwischen Darm und Geschlechtsorganen (enteroenteritisch/enterovaginal), Verlauf zwischen Darm und Harnblase (enterovesikal), Ausgang der Fistel im Bereich des Afters (peranal), rektal. Seltener hin- gegen sind Fisteln in die freie Bauchhöhle hinein, da die Umgebung des Darms meist stark verwachsen ist.

- Abszess (um kapselte Eiteransammlung): intra- und retroperitoneale Abszesse kommen vor.

- intestinale Blutungen

- Toxisches Megakolon: (= durch „Gift" bedingte abnorme Weitstellung des Dickdarms) eher selten bei Morbus
Crohn, dafür häufiger bei Colitis ulcerosa

- Karzinom: Vor allem für Dickdarmkarzinome besteht ein erhöhtes Risiko (jedoch auch hier eher bei Colitis ulcerosa).

- Osteoporose oder Osteopenie: Veränderungen der Knochendichte treten häufg als Folgeerscheinungen von Malabsorption sowie als Nebenwirkung einer Cortisontherapie auf.

- Gallensteine (durch den gestörten Leber-Darm-Kreislauf)

- Urolithiasis (Harnsteinleiden): hervorgerufen durch eine vermehrte Aufnahme von Oxalat aus dem Darm. Ursache hierfür ist ein Gallensäureverlustsyndrom aufgrund des verkürzten und entzündlich alterierten terminalen Ileums, so dass Calcium, welches normalerweise Oxalat im Darm bindet, nunmehr an die Gallensäuren gebunden wird.

- Exsudative Gastroenteropathie

1.5 Problembelastung und Versorgungsoptionen

Krankheitsspezifische Symptome (z.B. Durchfälle) können stark in den Alltag der betroffenen Personen eingreifen. (24) Häufig entwickeln sich zudem Ängste und Depressionen. Entsprechend ist die Lebensqualität der Betroffenen oft verringert. (25) Auch psychischer Stress kann den Krankheitsverlauf negativ Betelnüssen. Hinsichtlich dieser unter- schiedlichen Problemlagen ist es bei der Krankheitsbewältigung wichtig, die gesamte Lebenssituation in den Blick zu nehmen.(24) Zu diesem Zweck haben Forscher der Universität Lübeck (Zentrum für Bevölkerungsmedizin und Versorgungsforschung) einen kostenlosen, wissenschaftlich evaluierten Online-Fragebogen (www.ced-aktiv-werden.de) entwickelt. Auf der Grundlage von 22 krankheitsbezogenen Problembereichen, liefert er betroffenen Patientinnen und Patienten eine umfassende Übersicht über ihre aktuelle Gesundheitssituation und ihr persönliches Problempro-? l. Bei Bedarf erhalten die Betroffenen Vorschläge für passende und aussichtsreiche Unterstützungsangebote. Die Ergebnisse des Fragebogens können im Anschluss an die Auswertung ausgedruckt werden. Sie geben Empfehlungen für den weiteren Behandlungsverlauf und können als Ausgangspunkt für ein ärztliches Gespräch genutzt werden. Der Nutzen des Fragebogens und die Wirksamkeit auf die Lebensqualität von Betroffenen wurden in einer randomisierten kontrollierten Studie erfolgreich bestätigt. (28)

Diagnostik

- Abdomensonographie (Ultraschall-Untersuchung des Bauches): Typisch ist die segmentale Verdickung der Darmmucosa (Schleimhautoberfläche).

- Labor: Entzündungsparameter sind erhöht (BSG und CRP), Veränderung der Parameter durch Malabsorption, Anämie (verursacht durch Blutverlust oder Vitamin-B12 - Mangel/Perniziöse Anämie), Leukozytose, Antikör- per gegen Saccharomyces cerevisiae (ASCA).

- Röntgenuntersuchung oder Magnetresonanztomographie mit Kontrastmittel: Pfastersteinrelief, Fisteln, segmentale Stenosen

- Ileo-Koloskopie: Frühstadium: Schleimhautläsionen, ?eckige Rötungen. Während eines aktiven Schubs: Ulzerationen, Pfastersteinrelief, Fissuren, Fisteln. Spätstadium: Stenosen.

- Biopsie: siehe Pathologie/Morphologie weiter unten

1.7 Pathologie/Morphologie

Makroskopisch sind folgende Veränderungen charakteristisch:

- Gartenschlauchphänomen: Durch Fibröseren verursachte Segmentstenosen

- Pfastersteinphänomen: Entzündlich verdickte Schleimhautareale wechseln sich mit tief ulzerierten Schleim- haut Arealen ab, wodurch ein pfastersteinartiges Aussehen entsteht.

- Entzündlicher Konglomerattumor: Verschiedene Darmabschnitte verkleben miteinander.

Histologisch (feingeweblich) erkennt man vor allem eine Häufung von Lymphozyten, (eosinophilen) Granulozyten und Histiozyten in der Biopsie des entzündeten Darmgewebes. Angrenzende Lymphknoten sind meist vergrößert. Häufg bilden sich Granulome (inkonstant und keineswegs pathognomonisch), die sich in zwei Typen unterscheiden lassen: Epitheloidzellgranulome und Mikrogranulome (kleiner und ohne zentrale Nekrose).

1.8 Differentialdiagnostik

Der Morbus Crohn ist manchmal schwer von der Colitis ulcerosa abzugrenzen, in manchen Fällen gelingt es gar nicht
(zu den Unterschieden siehe auch die Tabelle unter chronisch-entzündliche Darmerkrankungen).
Darüber hinaus muss eine Reihe anderer Krankheiten ausgeschlossen werden, was mit Hilfe von Bildgebung (Sonografie, CT) und zusätzlichen Untersuchungen geschieht:

- Appendizitis: meist ein sich rasch entwickelnder Schmerz im rechten Unterbauch. Häufg eine Temperaturdifferenz >1 °C zwischen rektaler und axillärer Messung.

- Divertikulitis: tastbare Resistenzen bei meist linksseitigem Unterbauchschmerz.

- Yersiniose: Erregernachweis aus dem Stuhl oder aus dem Biopsiematerial, Anstieg des Antikörpertiters.

- Darmtuberkulose: In Mitteleuropa mittlerweile sehr selten. Die Darmtuberkulose geht häufg mit Beteiligung der Lunge einher.

- jede andere invasive infektiöse Colitis (Salmonellenenteritis, pseudomembranöse Colitis etc.)

Der Crohn's Disease Activity Index (CDAI) kann verwendet werden, um die Krankheitsaktivität zu quantifizieren. Der CDAI wurde von W.R. Best und Kollegen 1976 entwickelt. (29) Der Index setzt sich aus acht Faktoren zusammen, die jeweils mit einem Faktor multipliziert und dann summiert werden. Die Komponenten des CDAI und ihre Wichtungsfaktoren sind wie folgt:
* Je ein Punkt wird addiert für jede der folgenden Komplikationen:

- Gelenkbeteiligung (Gelenkschmerzen oder Arthritis)
- Augenbeteiligung (Iritis oder Uveitis)
- Hautbeteiligung (Erythema nodosum, Pyoderma gangraenosum oder orale Aphthen)
- perianaler Befall (Anal?ssur, perianale Fistel oder perianale Abszesse)
- Andere Fisteln
- Erhöhte Körpertemperatur (>37,7 °C) während der letzten sieben Tage.

Remission bei Morbus Crohn ist definiert als ein CDAI kleiner 150. Ab 220 Punkten ist ein Schub definiert und bei einem CDAI größer 450 besteht ein schwerer Schub. In der täglichen Praxis wird dieser Index allerdings weniger verwendet, da er kompliziert ist und oft zu unflexibel für eine individuelle Behandlung. Seine hauptsächliche Anwendung findet er in wissenschaftlichen Untersuchungen.

Der Harvey-Bradshaw-Index wurde 1980 als vereinfachte Version des CDAI entwickelt. (30) Er besteht nur aus klinischen Parametern:

- Allgemeinbefinden (0 = gut, 1 = beeinträchtigt, 2 = schlecht, 3 = sehr schlecht, 4 = unerträglich)
- Bauchschmerzen (0 = keine, 1 = leicht, 2 = mittel, 3 = stark)
- Anzahl der flüssigen Stuhlgänge

- Abdominelle Resistenz (0 = nein, 1 = fraglich, 2 = sicher, 3 = sicher und schmerzhaft)
- Komplikationen: Arthralgie, Uveitis, Erythema nodosum, orale Aphthen, Pyoderma gangraenosum, Anal?ssur, neue Fistel, Abszess (je 1 Punkt)

Die ersten drei Punkte beziehen sich auf den vorangegangenen Tag.

Nach Addition entsprechen < 5 Punkte einer Remission, 5-7 einem milden Schub, 8-16 mäßiger Aktivität und > 16 einem schweren Schub. (31)

1.10 Therapie

Grundsätzlich unterscheidet man bei der Therapie des Morbus Crohn zwischen der Schubtherapie und der Remissionserhaltung. Ziel der Schubtherapie ist bei Verschlechterung, das heißt bei Vorliegen eines Schubs, die Linderung der akuten Symptome. Mit der remissionserhaltenden Therapie soll die Zahl der Schübe verringert werden, das heißt,

es soll die Zeit der Remission verlängert werden. Die konservativen (Medikamente) und operativen Therapieansätze
ergänzen sich dabei. Grundsätzlich versucht man, Resektionen des Darms zu vermeiden, aber in einigen Situationen ist die Chirurgie der inneren Medizin überlegen. Dies ist vor allem bei Fisteln, Stenosen (narbigen Engen) und lebensgefährlichen Komplikationen der Fall.
Derzeit wird eine wissenschaftliche Debatte geführt, ob das Ziel der Therapie die Beschwerdefreiheit des Patienten oder die komplette Abwesenheit von Entzündung (so genanntes Mucosal Healing) sein sollte. Befürworter des Mucosal Healing argumentieren, dass so sowohl einem Funktionsverlust des Darms als auch häufigen Schüben und der Entstehung von Krebserkrankungen vorgebeugt werden könnte. (32) Beweise für diese Hypothesen stehen noch aus.
Für Diagnose und Therapie gibt es evidenzbasierte Leitlinien der deutschen Gesellschaft für Verdauungs- und Stoffwechselkrankheiten(33
und auch auf europäischer Ebene den European evidence based consensus on the diagnosis and management of Crohn's disease für die Diagnose,(34) die allgemeine Therapie(35) und für Spezialfälle.(36)

1.10.1 Akuter Schub

In der Schubtherapie unterscheidet man zwischen leicht- bis mittelgradigen Schüben und mittelgradigen bis schweren Schüben. Außerdem spielt die Lokalisation der Erkrankung gerade beim Morbus Crohn, der den gesamten Magen- Darm-Trakt befallen kann, für die Therapieentscheidung eine wichtige Rolle. Bei perianalem

Befall mit Fisteln oder Abszessen kommen wieder andere Therapien zum Einsatz.

- Eine Diät, eventuell mit parenteraler Ernährung oder voll resorbierbarer, ballaststoffarmer Flüssignahrung, kann Symptome während eines schweren Schubs lindern. Insbesondere bei Kindern lässt sich ein Schub allein mit einer enteralen Sondennahrung behandeln. Bei Erwachsenen gibt es ebenfalls Studien, die zeigen, dass eine enterale Sondennahrung zur Behandlung eingesetzt werden kann. Der Vorteil dieser Behandlungsform ist, dass man die Nebenwirkungen von Glukokortikoiden vermeidet. Allerdings muss man bei dieser Therapieform täglich eine Ernährungssonde über die Nase einführen, was die meisten Patienten als sehr unangenehm empfinden.

- Glukokortikoide sind die wichtigsten Medikamente bei der Behandlung des Morbus Crohn. Sie führen selbst in schwersten Fällen noch bei der Hälfte aller Patienten zu einer Remission. Bei einem leichten bis mittelgradigen Schub verbessern sich die Beschwerden bei rund 90 Prozent aller Patienten. Bei einem Befall der rechten Hälfte des Dickdarms und des terminalen Ileums kann auch Budesonid verwendet werden, ein Cortison Präparat, das vor allem dort wirkt und wenig Nebenwirkungen im Rest des Körpers verursacht. Bei einem Befall des Mastdarms kann auch Cortison als Klysma eingesetzt werden, das ebenfalls weniger Nebenwirkungen hervorruft. Patienten, die mehr als drei Monate im Jahr Glukokortikoide einnehmen, werden meist mit einer remissionserhaltenden Therapie behandelt.

- Salazosulfapyridin kann im Gegensatz zu Mesalazin (5-Aminosalicylsäure) bei einem leicht- bis mittelgradigen Schub des linken Dickdarms durchaus zu einer Verbesserung führen. Obwohl etwa die Hälfte aller Crohn- Patienten eines dieser beiden Medikamente verschrieben bekommen, hat sich mittlerweile gezeigt, dass die Wirksamkeit nur gering ist. Allerdings stehen Untersuchungen, ob Teilgruppen von Patienten nicht doch von Mesalazin profitieren, noch aus.

- Metronidazol und Ciprofoxacin können vor allem zur Behandlung von Fisteln eingesetzt werden.

- Bei schweren oder therapierefraktären Schüben werden insbesondere TNF-Blocker wie Infiximab und Adalimumab eingesetzt.

- Eine chirurgische Therapie mit Resektion betrogener Darmabschnitte führt zu keiner definitiven Heilung, ist aber bei schwereren Fällen unter Umständen unerlässlich, um schwere Komplikationen wie Stenosen, Fisteln, Abszesse oder Perforationen zu vermeiden oder zu behandeln.

1.10.2 Remissionserhaltung

Derzeit gibt es kein Mittel, das bei jedem Patienten mit Morbus Crohn eingesetzt würde und Schübe verhinderte. Während bei der Colitis ulcerosa Mesalazin gut wirksam ist, hat es beim M. Crohn nur bei operierten Patienten eine schubunterdrückende Wirkung.
Patienten, die schwere Schübe haben, bei denen häufg Schübe auftreten, aber auch Patienten, bei denen beim Versuch, Cortison abzusetzen, die Krankheit immer wieder aufflammt, sollen nach den derzeitigen Leitlinien

eine remissionserhaltende Therapie bekommen. Dazu kommen derzeit zwei Medikamentengruppen in Frage:

- Immunsuppressiva: Die Immunsuppressiva, für die eine Wirkung beim M. Crohn bewiesen sind, sind Azathioprin, 6-Mercaptopurin und Methotrexat. Diese Medikamente können in Einzelfällen schwere Nebenwirkungen verursachen, so dass zu Beginn der Therapie eine regelmäßige Kontrolle unerwünschter Effekte erfolgen muss.
Wenn diese Kontrollen durchgeführt werden, können die Immunsuppressiva von Betroffenen über mehrere Jahre oder gar Jahrzehnte eingenommen werden.

- TNF-a-Blocker: in der EU sind Infiximab und Adalimumab zur Therapie des M. Crohn zugelassen, in der Schweiz auch Certolizumab. Unter einer Therapie mit TNF-a-Blockern kann eine Tuberkulose reaktiviert werden, so dass vor einer Therapie mit diesen Medikamenten eine Infektion mit Tuberkelbakterien ausgeschlossen oder behandelt werden muss.

- Integrin-Antagonisten: Vedolizumab

MORBUS CROHN

Begleitende Therapien

Durch die Darmerkrankung leiden manche Patienten mit Morbus Crohn an Fehl- und Mangelernährung. Dies kann verschiedene Ursachen haben. Einerseits führt die Erkrankung in schweren Fällen dazu, dass der Darm Nährstoffe unzureichend resorbiert (Malassimilation). Daneben haben Patienten im Schub durch die Entzündung einen erhöhten Energiebedarf oder sie verlieren durch Darmblutung Eisen. Der Eisenstoffwechsel ist ebenfalls durch die Entzündung beeinträchtigt. Darüber hinaus vermeiden manche Patienten bestimmte Nahrungsmittel, von denen sie das Gefühl haben, sie verschlimmerten die Erkrankung. Auch dies kann zu Unterernährung und Nährstoffmängeln führen. Somit müssen neben der eigentlichen Erkrankung oft noch Nährstoffmängel (Eisen, Vitamin-B12, Zink) und Unterernährung (z. B. mit zusätzlicher Trinknahrung) behandelt werden. Die Entzündung und die Einnahme von Glukokortikoiden kann beim Morbus Crohn zu Osteoporose führen. Auch diese Komplikation wird oft begleitend behandelt.
Ob Psychotherapie und Entspannungsmethoden (beispielsweise Verhaltenstherapie, Mind Body Therapie, progressive Muskelentspannung, autogenes Training, Feldenkrais-Methode) hilfreich sind, ist derzeit nicht ganz klar. Sie scheinen nicht zur Verbesserung der Erkrankung beizutragen, können aber eingesetzt werden, wenn Angststörungen, Depression oder übermäßiger Stress als Folge der Erkrankung auftreten.

Alternative und komplementäre Therapien

Möglicherweise kann man mit Eiern des Schweine-Peitschenwurms (Trichuris suis) ebenfalls den Morbus Crohn behandeln. (37) (38) Es gibt dazu bisher erst eine kleine wissenschaftliche Studie.(39) Eine große Studie zu diesem Thema läuft derzeit noch.(40)

Auch Akupunktur ist möglicherweise hilfreich als begleitende Maßnahme. (41) Indischer Weihrauch, das heißt, das Extrakt der Pfanze Boswellia serrata, ist beim Morbus Crohn wahrscheinlich unwirksam. (42) (43)

Die Spezielle Kohlenhydratdiät hat immer wieder anekdotisch große Erfolge bei der Behandlung erzielt und soll bis zur völligen Remission geführt haben. Hierbei wird die Gruppe der Poly- und Disaccharide völlig aus der Ernährung entfernt. Mittlerweile wurde ihre Wirksamkeit in einigen Studien belegt. (44) (45) (46) (47) Zuletzt wurde an der University of Massachusetts Medical School eine Weiterentwicklung der Speziellen Kohlenhydratdiät entwickelt und mit Erfolg in einer Studie mit Patienten, die an Morbus Crohn und Colitis ulcerosa leiden, getestet.(48)

Für die folgenden alternativen oder komplementären Therapiemöglichkeiten gibt es keine ausreichenden wissenschaftlichen Belege, dass sie in der Therapie des Morbus Crohn von Nutzen sind:

- Lutz-Diät, eine kohlenhydratarme und fettreiche Diät nach Wolfgang Lutz

- Nach einer Beobachtungsstudie hat Cannabis eine positive Wirkung(49)

- Eine Pilotstudie ergab, dass die Verabreichung von Mastix, dem Harz des Mastix-Baums, einen positiven Effekt hat(50)

1.11 Prognose

Es handelt sich um eine chronische Erkrankung mit hoher Rezidiv-, also Wiederauftrittsrate. Komplikationen machen in den meisten Fällen eine operative Therapie erforderlich, die aber auch zu keiner definitiven Heilung führt. Bei fast der Hälfte der Patienten nimmt die Stärke der Erkrankung im Laufe der Zeit jedoch deutlich ab. Während jeder Dritte immer wieder Schübe mit dazwischenliegender Beschwerdefreiheit erlebt, berichtet etwa ein Fünftel aller Patienten über eine dauerhafte Aktivität ohne Phasen der Beschwerdefreiheit. Patienten mit Morbus Crohn haben im Vergleich zur Normalbevölkerung eine rechnerisch leicht erhöhte Sterblichkeit. (51)

Heilungserfolge sind in Großbritannien, Australien und den USA durch eine Kombination von drei Antibiotika registriert worden. (52)

Colitis ulcerosa

Die Colitis ulcerosa (CU, englisch ulcerative colitis) gehört zur Gruppe der chronisch-entzündlichen Darmerkrankungen. Sie ist durch einen entzündlichen Befall des Dickdarms gekennzeichnet. Anders als beim Morbus Crohn ist von der Entzündung nur der Dickdarm kontinuierlich betroffen, und diese ist auf die Darmschleimhaut (Mukosa und Submukosa) beschränkt.

2.1 Häufigkeit

Etwa 160 bis 250 von 100.000 Einwohnern in der westlichen Welt leiden an einer Colitis ulcerosa, wobei es in Deutschland 3 bis 3,9 Neuerkrankungen pro Jahr unter 100.000 Einwohnern gibt. (4) Frauen und Männer sind gleich häufig betroffen. Das typische Erkrankungsalter liegt zwischen dem 20. und 40. Lebensjahr. Nachdem die Krankheitshäufigkeit (Prävalenz) in Nordamerika und Europa über Jahrzehnte gestiegen ist, beginnt sie dort zu stagnieren. In Asien, Afrika und Südamerika, wo die Erkrankung früher selten war, ist allerdings ein deutlicher Anstieg der Neuerkrankungen zu bemerken.

2.2 Ätiologie/Pathogenese

Die Ursache der Erkrankung ist unbekannt. Ähnlich wie beim Morbus Crohn nimmt man eine genetisch prädisponierte, krankhaft gesteigerte Immunreaktion gegen die Darmflora an. Es konnten mehrere Genmutationen identifiziert wer- den, die mit dem Auftreten von chronisch-entzündlichen

38

Darmerkrankungen in Verbindung stehen. Wie bei Morbus
Crohn steht der NFB-Transkriptionsfaktor im Verdacht, durchgängig aktiv zu sein. Umweltfaktoren wie Hygienestandard und Ernährung sollen eine ebenso wichtige Rolle spielen. Stress und Belastungen können wesentlich zu einem schwierigen Verlauf beitragen und aktive Schübe der Krankheit auslösen. Franz Alexander zählt in den Holy Seven Colitis ulcerosa zu den psychosomatischen Krankheiten.

2.3 Symptome/Beschwerden

Klinisch stehen wiederkehrende (rezidivierende) Diarrhoen, Darmblutungen und Koliken im Vordergrund. Der Verlauf der Colitis ulcerosa ist nicht vorhersagbar. Häufg ist der Beginn schleichend. Es gibt aber auch akute Phasen und schwerste Verläufe.
Problematisch im Alltag sind oft Stuhlinkontinenz und zwanghafte Stuhlgänge, die körperliche Schwächung an sich sowie Begleiterkrankungen und die Nebenwirkung der verabreichten Medikamente. Starke Blähungen können im Schub zur erhöhten Stuhlfrequenz führen. Die schubabhängigen Blähungen liegen teils an einer schubbedingten Zuckerunverträglichkeit (etwa Lactose, Fructose, Sorbit). Krankheitsspezifische Symptome (z. B. Durchfälle) können stark in den Alltag der betroffen Personen eingreifen. (5) Häufg entwickeln sich zudem Ängste und Depressionen. Entsprechend ist die Lebensqualität der Betroffenen oft verringert. (6) Auch psychischer Stress kann den Krankheits- verlauf negativ Betelnüssen.(7) Hinsichtlich dieser unterschiedlichen Problemlagen ist es bei der Krankheitsbewältigung

wichtig, die gesamte Lebenssituation in den Blick zu nehmen.(5)

2.3.1 Akuter Schub

Der akute Schub einer Colitis ulcerosa ist durch die typischen klinischen Beschwerden, das heißt blutige Diarrhoe und gegebenenfalls beständigen schmerzhaften Harn- und Stuhldrang (Tenesmus) charakterisiert. Stuhlfrequenzen von etwa 40-mal innerhalb 24 Stunden sind keine Seltenheit.

2.3.2 Fulminanter Schub

Bei einem schweren (fulminanten) Schub treten häufig blutige Durchfälle (Diarrhoe), Fieber über 38,5 °C und ein reduzierter Allgemeinzustand sowie Gewichtsabnahme auf. Zusätzlich kann es zu Herzrasen (Tachykardie) und Blut- Armut (Anämie) kommen. Als weitere Komplikation ist das toxische Megakolon zu nennen. (8)

2.3.3 Chronisch aktiver Verlauf

Ein chronisch aktiver Verlauf ist gekennzeichnet durch ein Fortbestehen (Persistenz) der klinischen Symptome trotz einer angemessenen medikamentösen Therapie, die zwar eine Besserung, jedoch keine vollständige und dauerhafte (weniger als zwei Rezidive, also erneute Schübe, pro Jahr) Remission bewirkt.
Häufg entwickelt sich bei chronisch aktiven Verläufen eine Abhängigkeit von Medikamenten. Nach einiger Zeit wirken sie schwächer oder können nicht unter einem bestimmten Wert dosiert werden, ohne dass sofort wieder

40

starke Probleme auftreten. Man spricht dann von einem refraktären (nicht ansprechenden) Verlauf.

2.3.4 Remission

Von einer Remission der Colitis ulcerosa wird gesprochen, wenn keine Diarrhoe (nicht mehr als drei Stühle täglich), kein sichtbares Blut im Stuhl sowie keine durch die Colitis ulcerosa bedingten Beschwerden vorliegen. (9)

2.4.1 Endoskopie

Die Diagnose Colitis ulcerosa kann nur durch eine Darmspiegelung (Koloskopie) mit Probeentnahmen (Biopsie) und anschließender feingeweblicher (histologischer) Untersuchung gestellt werden. Differenzialdiagnostisch sind Erkrankungen mit ähnlichen endoskopischen Befunden abzugrenzen, insbesondere der Morbus Crohn, weiterhin eine infektiös oder medikamentös bedingte Kolitis, eine pseudomembranöse Kolitis, eine ischämische Kolitis oder eine Divertikelkolitis.

PATHOLOGIE/MORPHOLOGIE

2.4.2 Labor

Erhöhtes CRP, erhöhte Blutsenkung und Leukozytose werden als Zeichen der Entzündung vorgefunden, eventuell eine Anämie als Folge der Blutung. In 60 % der Fälle findet man antineutrophile cytoplasmatische Antikörper, dabei perinukleäres Fluoreszenzmuster (p-ANCA).

2.5 Pathologie/Morphologie

- Bei einem milden Verlauf kommt es zur ödematösen Schwellung der Darmschleimhaut.

- Bei mittleren Verlaufsformen kommt es zu leichten Blutungen und Geschwürs Bildungen.

- Bei schweren Verläufen kommt es zu großflächigen Geschwürbildungen, die zum Verlust des Reliefs und zur Schleimhautabflachung führen. Durch überschießende Regeneration kommt es zur Bildung von Pseudopolypen. Feingeweblich (histologisch) fallen Lymphozyten und Histiozyten auf, während die Zahl der Becherzellen stark vermindert ist. Als typisch, wenn auch nicht beweisend, gelten Krypten Abszesse.

- Im akuten schwersten Verlauf kann es zur toxischen Dickdarmerweiterung kommen. Dabei finden sich eine Überblähung des Bauchraumes und eine Bauchfellentzündung, außerdem besteht die Gefahr einer Perforation, weshalb jegliche invasive Diagnostik kontraindiziert ist.

2.6 Karzinom-Risiko

Nach längerer Erkrankungszeit und ausgedehntem Krankheitsverlauf (8–10 Jahre bei Befall des gesamten Kolons,
12–15 Jahre nach linksseitiger Kolitis) besteht ein erhöhtes Risiko für eine bösartige (maligne) Entartung. Neben der

42

Dauer der Erkrankung stellt die Ausdehnung der Colitis ulcerosa einen eindeutigen Risikofaktor für die Entstehung
eines Dickdarmkrebses (Kolo rektalen Karzinoms) dar und wird deshalb auch als sogenannter vor Krebs (Präkanzerose) betrachtet.

2.7 Endoskopische Tumor-Vorsorge

Bei regelmäßigen koloskopischen Kontrollen mit Stufenbiopsien (Gewebeprobenentnahme aus mehreren Abschnitten des Kolons) ist das Kolitis-Karzinom selten (2,1 % nach einer Erkrankungsdauer von zehn Jahren, bei 8,5 % nach
20 Jahren und bei 17,8 % nach 30 Jahren) Es sollte daher eine jährliche Koloskopie mit Stufenbiopsien bei Patienten mit (sub-)totaler Colitis ulcerosa, die mehr als acht Jahre besteht, oder linksseitiger Colitis, die mehr als 15 Jahre besteht, durchgeführt werden.

2.8 Therapie

Grundsätzlich sollte nach den vorhandenen Leitlinien behandelt werden. Medikamente, die normalerweise bei der Behandlung von Colitis ulcerosa verwendet werden, werden entweder oral oder rektal verabreicht, um die Entzündung zu vermindern. In besonders schweren Fällen, wenn der Darm die Wirkstoffe nicht oder nicht ausreichend resorbieren kann, können die meisten schnell wirkenden Medikamente intravenös gegeben werden.

2.8.1 Medikamentöse Therapie

Zur Behandlung der Colitis ulcerosa steht wie zur Behandlung des Morbus Crohn eine Reihe von Medikamenten zur Verfügung, die jedoch vor allem bei längerer Anwendung mitunter starke oder zumindest unangenehme Nebenwirkungen haben können.

Gemäß den aktuellen Leitlinien(10) zur Behandlung von Colitis ulcerosa wird Mesalazin oder ein anderes 5-ASA-Präparat zur Dauerbehandlung empfohlen, da es gleichzeitig zur Entzündungshemmung auch das Darmkrebs-Risiko verringert. Mesalazin gilt als ziemlich nebenwirkungsarm. Bei Mesalazinunverträglichkeit weicht man in der Regel

auf Sulfasalazin aus. Wenn das 5-ASA nicht ausreicht, wird zunächst Glucocorticoid örtlich (rektal als Einlauf bzw. Schaum oder oral als Tablette mit MMX-Galenik) oder systemisch (oral oder intravenös) für kurze Zeit eingesetzt. Ist die Erkrankung auf den Enddarm und das Colon sigmoideum begrenzt, bringt Budesonid-Schaum gegenüber anderen Glucocorticoidpräparaten den Vorteil, dass es nur örtlich und kaum im übrigen Organismus wirkt. Es wird bei der ersten Leberpassage abgebaut. Auch Mesalazin kann rektal verabreicht werden (Zäpfchen, Einläufe oder als Schaum). E-Coli-Nissle-1917-Bakterien: Diese probiotischen Bakterien sind unter dem Namen Mutafor in Apotheken erhältlich und haben sich bei der Remissionserhaltung in mehreren Studien als wirksamer Ersatz von 5-ASA-Präparaten erwiesen. (11) (12) Mutafor wird bei Mesalazinunverträglichkeit von den Krankenkassen übernommen. Das Präparat muss ständig, auch beim Transport, gekühlt werden und ist nur einige Monate haltbar.

Ist eine längerfristige Immunsuppression sinnvoll, sollte zunächst Azathioprin eingesetzt werden. Bei Unverträglichkeit kann auf 6-Mercaptopurin ausgewichen werden. Des Weiteren stehen weitere

Reservemedikamente aus der Gruppe der Antimetabolite (Methotrexat (MTX), Ciclosporin und Tacrolimus) für die Therapie zur Verfügung. Die- se kommen bei Patienten in Betracht, die auf Glucocorticoide nicht oder nicht ausreichend ansprechen und bei denen Azathioprin keine Wirkung zeigt, sowie in schwer verlaufenden Fällen oder auch begleitend zu Therapiebeginn mit Azathioprin.

Studien (ACT 1 und ACT 2) haben auch eine Wirksamkeit des TNF-Blockers Infiximab bei Colitis ulcerosa nachgewiesen. Dieses Medikament wird auch klinisch bei Colitis ulcerosa eingesetzt. Die medikamentös nicht heilbare Colitis ulcerosa ist eine Erkrankung, die (bis auf die extraintestinalen Symptome) durch eine totale Dickdarmentfernung Kolotomie geheilt werden kann. Als Faustregel kann Infiximab bei Patienten eingesetzt werden, die einer Operation gegenüber eher ablehnend eingestellt sind, und wenn Ciclosporin kontraindiziert ist. Bei Infiximab handelt es sich um ein Immunsuppressivum. Die Behandlung sollte aber wenn möglich mit einem weiteren immunsuppressiven Präparat (etwa Azathioprin) kombiniert werden. Die Verabreichung sind wie beim Morbus Crohn im Abstand von zwei und vier Wochen, wenn eine Dauertherapie notwendig ist, alle acht Wochen.

Darüber hinaus ist seit April 2012 als weitere Therapieform der TNF-alpha-Blocker Adalimumab (Handelsname Humira®; Hersteller AbbVie) zugelassen. Dabei handelt es sich um einen humanen monoklonalen Antikörper vom Typ IgG1, der sich ähnlich wie Infiximab hoch spezifisch an das Zytosin Tumornekrosefaktor-alpha (TNF-a) bindet und seine Wirkung neutralisiert. Im Gegensatz zu vielen anderen Antikörpern wurde Adalimumab durch Phagen- Display aus einer Bank humaner Immunglobulinsequenzen identifiziert. Adalimumab ist somit ein „vollständig humaner"

Antikörper. 2013 folgte die Zulassung des ebenfalls humanen Golimumab (Handelsname Simponi®; Hersteller Centocor). Beide TNF-alpha-Blocker werden subcutan injiziert und bieten diesen Vorteil gegenüber Infiximab, das nur per Infusion verabreicht werden kann. Seit Mai 2014 ist Vedolizumab (Handelsname Entyvio®; Hersteller Takeda), ein humanisierter monoklonaler Antikörper aus der Gruppe der Integrin-Antagonisten zur Behandlung von Colitis ulcerosa oder Morbus Crohn zugelassen. (13) (14) (15)

Es befinden sich zahlreiche weitere Medikamente in der Zulassung und werden daher derzeit (2008) nur im Rahmen von Studien verwendet, viele zunächst für Morbus Crohn und evtl. später für Colitis ulcerosa, etwa Biologika, die verträglicher sein sollen als Infiximab und zum Teil auch einfacher zu verabreichen sind (etwa subkutan und ohne Gewichtsanpassung), außerdem einige schon länger bekannte Wirkstoffe, deren Wirksamkeit für die Colitis erst erkannt wird: Certolizumab, Etanercept, Basiliximab, Daclizumab, Visilizumab, Mycophenolat-Mofetil (MMF), 6-Thioguanin, Heparin, Dehydroepiandrosteron (DHEA). In der Diskussion als mögliches Medikament befndet sich auch Thalidomid.

Antibiotika finden kaum Verwendung. Lediglich Ciprofoxacin und Metronidazol konnten in bestimmten Fällen in Studien Linderung bringen. Schwere Schübe werden in Krankenhäusern oft zusätzlich zur bisherigen Medikation mit einer Kombination aus Antibiotika und hochdosiertem Cortison behandelt.

2.8.2 Chirurgische Therapie
In schwereren Fällen und bei Komplikationen wie dem toxischen Megakolon kann eine Operation nötig werden. Dies bedeutet in der Regel eine vollständige Entfernung

des Dickdarms, gefolgt von einer Operation, die ileoanale Pouch- Operation genannt wird. Dabei wird aus dem Dünndarm eine Art künstlicher Enddarm konstruiert, der die Reservoir Funktion des entfernten Mastdarmes übernimmt. Der Dünndarm wird dann an den Darmausgang angeschlossen, so dass die Patienten eine normale Stuhlentleerung haben. In besonders schweren Fällen oder wenn ein künstlicher Darmausgang schon länger vorliegt, wird in einem Zwischenschritt lediglich der Pouch angelegt, um ihn nach der zweiten schweren OP erst einmal zur Ruhe kommen zu lassen. Bei vorhersehbarer Stuhlinkontinenz wird mit einer Art Trichter im Zwei- bis Dreitage-Rhythmus Spülungen des Pouches (in Anbetracht des Haltens der Flüssigkeit) vorgenommen, um damit den Schließmuskel zu trainieren. Dieses Training wird nach dem Krankenhausaufenthalt selbstständig fortgeführt und erfordert einige Disziplin und am Anfang auch Überwindung. In der darauf folgenden (relativ harmlosen) OP werden dann beide Enden (Ileostoma und Pouch-Zugang) miteinander verbunden. Die Operationen können zwar erhebliche Nebenwirkungen haben (etwa Inkontinenz nachts), jedoch eine tatsächliche Heilung der Erkrankung ermöglichen.

2.8.3 Extrakorporales Therapieverfahren

Die Leukozytapherese, also die extrakorporale Entfernung einer Übermenge an Granulozyten und Monozyten, die für die Aufrechterhaltung der Entzündungsreaktion mitverantwortlich sein sollen, ist in Japan ein Standardverfahren zur Behandlung der Colitis ulcerosa. Die Leitlinien für Deutschland empfehlen die Leukozytapherese in Ausnahmefällen. Die hohen Kosten werden von den gesetzlichen Krankenkassen jedoch allenfalls nach einer Einzelfallprüfung und bei Versagen sämtlicher medikamentöser Therapieoptionen übernommen. (16)

2.8.4 Mangelerscheinungen

Im Schub sowie auch in Remission als Wechselwirkung mit Medikamenten kann es zu Mangelerscheinungen kommen. Auch wenn die Entzündung bei Colitis ulcerosa immer auf den Dickdarm beschränkt ist, werden bei starken Durchfällen viele Nährstoffe nicht im Dünndarm resorbiert. Mängel können daher im Schub ausgeprägt sein.

Kalium/Natrium: Aufgrund starker (besonders wässeriger) Durchfälle werden die Salze schnell ausgeschieden. Meist reicht entsprechend natriumreiche (kochsalzhaltige) oder kaliumreiche (etwa Bananen) Ernährung aus.

Wasser: Wegen der erhöhten Stuhlfrequenzen (mit wässerigem Durchfall) kann es zur Austrocknung (Dehydratation) kommen.

Eisen: Durch den ständigen Blutverlust kann Eisenmangel eintreten. Deshalb wird der Eisenhaushalt regelmäßig kontrolliert, und bei Bedarf werden Eisenpräparate verordnet. Eisenpräparate werden allerdings teilweise schlecht vertragen, da sie die Darmschleimhaut reizen. Auch intravenöse Eisenzufuhr ist möglich.

Calcium: Veränderungen der Knochendichte treten häufig als Folge der Stoffwechselstörung hervorgerufen durch die Cortisontherapie auf. Bei längerer Cortisontherapie sollte daher begleitend jährlich die Knochendichte gemessen werden (Osteodensitometrie). Im Rahmen einer längerfristigen, systemischen

Steroidmedikation muss eine Substitution mit Calcium und Vitamin D erfolgen. Am geeignetsten sind Calcium/Vitamin-D-Kombipräparate.

Folsäure: Durch Sulfasalazin kann die Folsäureresorption gestört werden.

Komplementäre Therapien

- Myrrhe: Auch Myrrhe wirkt entzündungshemmend. Myrrhe wird in der Naturheilkunde schon länger gegen Entzündungen innerlich und äußerlich angewendet. Neben der reinen (beim Kauen bitteren) Myrrhe stehen auch geschmacksneutrale Präparate zur Verfügung. Eine erste Wirksamkeitsstudie läuft. (17) Die alte Heilpflanze setzt den Spannungszustand der glatten Darmmuskulatur herab. Dadurch verringert sich die Zahl der Darmkontraktionen und Darmkrämpfe werden gelindert. (18) In Kombination mit Kaffeekohle und Kamille wird Myrrhe zum Beispiel bei den chronisch entzündlichen Darmerkrankungen Colitis ulcerosa und Morbus Crohn angewendet. Eine klinische Studie hat gezeigt, dass diese pflanzliche Therapie zur Erhaltung der schub- freien Phase bei Colitis ulcerosa vergleichbar wirksam ist wie die Standardtherapie mit Mesalazin. (19)

- Weihrauch (Boswellia serrata): Studien deuten darauf hin, dass die im Weihrauch enthaltenen Boswelliasäuren entzündungshemmend wirken und bei entzündlichen Darmerkrankungen wie Colitis ulcerosa Linderung bringen können.(20)

- Flohsamenschalen: Studien zeigen eine der Anwendung von Aminosalizylaten (z. B. Mesalazin) ähnliche Wirkung durch die Einnahme der Samenschalen des Wegerich Gewächses Plantago ovata. Im Tierversuch wurde eine Reduktion verschiedener Entzündungsmediatoren wie Leukotrienen und des TNF-a nachgewiesen. Eben- so konnte ein wachstumsfördernder Effekt auf Lactobacillus acidophilus und Bifidobakterien nachgewiesen werden, welche in der Darmflora Colitis ulcerosa Erkrankter pathologisch reduziert sind. (21)

- Lecithin: Gesunde Darmschleimhaut im Dickdarm enthält Lecithin, und dieses Lecithin spielt eine wichtige Rolle für die Barrierefunktion des Darms, also die Möglichkeit der Abgrenzung gegen Bakterien und Schadstoffe sowie die Möglichkeit, diese ohne Immunreaktion zu tolerieren. In Studien wurde gezeigt, dass die Darmschleimhaut von Colitis-ulcerosa-Betroffenen signifikant weniger Lecithin enthält als die von Gesunden. Da Lecithin jedoch durch Enzyme der Bauchspeicheldrüse für die Verdauung aufgespalten wird, erreicht normal verabreichtes Lecithin den betroffenen Dickdarm nicht. Um intaktes Lecithin oral bis zum Dickdarm
transportieren zu können, wird ein Lecithin-Granulat für diesen Therapieansatz mit dem Polymerharz Eudragit S100 magensaftresistent mikroverkapselt, so dass das Lecithin erst im unteren Dünndarm und im Dickdarm freigesetzt wird. Seit Mitte 2014 laufen die Zulassungsstudien für ein erstes Lecithinpräparat. Sie ist noch keine anerkannte Therapie. (22)

- Trichuris suis: Eier des Schweinepeitschenwurms (TSO-Eier) oral eingenommen haben sich in ersten Studien als erfolgversprechend dargestellt. Es liegt die Theorie zugrunde, dass das Immunsystem durch Beschäftigung mit diesen Parasiten von dem unerwünschten Angreifen auf die Darmschleimhaut abgelenkt wird. Die Würmer sondern offenbar auch selbst wirksame Substanzen aus, die extrahiert werden können und in Tierversuchen bereits Autoimmunerkrankungen (bspw. Asthma) lindern können. Eine Zulassungsstudie ist in Planung, im Moment ist eine Behandlung auf Risiko des behandelnden Arztes möglich, wobei die Behandlungskosten von ca. 3000 EUR pro Behandlungszyklus vom Patienten zu tragen sind. Die Schweinepeitschenwürmer sterben im menschlichen Körper innerhalb von 14 Tagen ab und können nicht auf andere Menschen übertragen werden. (23)

- Ernährung: Entzündungshemmende Nahrungsmittel wie Omega-3-Fettsäuren und Anthocyan haltige Beeren, insbesondere Blaubeeren oder Heidelbeermuttersaft, können auch etwas helfen. Oft hilft auch das Weglassen bestimmter Nahrungsmittel. Welche Nahrungsmittel nicht gut vertragen werden, ist jedoch von Patient zu Patient unterschiedlich. Zusätzlich werden im akuten Schub häufig Lebensmittel nicht oder nur in geringer Menge vertragen, die in Remission vertragen werden (etwa Milch, Sahne, Äpfel, Gemüse mit Schale). Entsprechend wird empfohlen, den Genuss von aggressiven, entzündungsfördernden Nahrungsmitteln einzuschränken.

2.8.6 Mitarbeit der Patienten

Zum besseren Verständnis der eigenen Situation und der aktuellen Beschwerden kann mit Hilfe eines Fragebogens(28) betroffenen Patientinnen und Patienten eine umfassende Übersicht über ihre aktuelle Gesundheitssituation und ihr persönliches Problem gegeben werden. Bei Bedarf erhalten die Betroffenen Vorschläge für passende und aussichtsreiche

Unterstützungsangebote. Die Ergebnisse des Fragebogens können im Anschluss an die Auswertung als Ausgangspunkt für ein ärztliches Gespräch genutzt werden. Der Nutzen des Fragebogens und die Wirksamkeit auf die Lebensqualität von Betroffenen wurden in einer randomisierten kontrollierten Studie bestätigt. (29)

Chronisch-entzündliche Darmerkrankungen

Unter chronisch-entzündlichen Darmerkrankungen (CED; Englisch inflammatory bowel disease, IBD) versteht man wiederkehrende (rezidivierende) oder kontinuierliche entzündliche Erkrankungen des Darms. Die beiden häufigsten Vertreter sind die Colitis ulcerosa und der Morbus Crohn.(1) (2) (3) Seltener sind die kollagene und lymphozytäre Colitis als Formen der mikroskopischen Colitis, die nur histologisch diagnostiziert werden kann.(4)

3.1 Typische Symptome und Differentialdiagnostik

3.2 Genetische Disposition

2009 entdeckten Wissenschaftler um Christoph Klein, damaliger Leiter der Klinik für Kinderheilkunde an der Medizinischen Hochschule Hannover, und Bodo Grimbacher vom Royal Free Hospital London den ersten humanen Gendefekt, der chronisch-entzündliche Darmerkrankungen verursacht. (5) Durch eine Mutation in den beiden Genen des IL10 Rezeptors (IL10RA und IL10RB) können die Immunzellen die modulierenden Signale des Botenstoffs Interleukin-10 nicht mehr empfangen. Es kommt zu schweren entzündlichen Veränderungen der Darmwand mit Fistelbildung und

52

Eiteransammlung. Durch allogene Stammzelltransplantation kann dieser Gendefekt dauerhaft behoben werden.

3.3 Psychosomatik

Es wird angenommen, dass bei den chronisch-entzündlichen Darmerkrankungen psychosozialer Stress auch zu einer Fehlregulation der Immunantwort und – bei entsprechender Veranlagung – zur Krankheitsaktivierung führt. Dieser Stress kann bei Patienten zum Auftreten erneuter Entzündungen führen. 1950 beschreibt Franz Alexander in den Holy Seven die chronisch-entzündlichen Darmerkrankungen als psychosomatische Krankheit.

Dünndarm

Der Dünndarm (lat. Intestinum tenue) ist der Teil des menschlichen Verdauungstraktes, der zwischen Magen und Dickdarm liegt. Der Dünndarm ist der längste Teil des Verdauungstraktes.

Der Dünndarm gliedert sich in drei Teile:

- Zwölffngerdarm (lat. Duodenum)
- Leerdarm (lat. Jejunum)
- Krummdarm (lat. Ileum)

In der Viszeralchirurgie werden meist nur Leer- und Krummdarm zum Dünndarm gezählt. (1) In der Anatomie werden die letzten beiden Darmabschnitte auch als Intestinum tenue mesenteriale (Dünndarm mit Gekröse) zusammengefasst.

53

4.1.2 Länge

Die Gesamtlänge des Dünndarms variiert sowohl zwischen den Arten als auch innerhalb einer Art deutlich. Je nach Tonus schwankt die Dünndarmlänge des Menschen bei Erwachsenen zwischen 3 und 6 Metern. (2) Der Zwölffingerdarm ist rund zwölf Fingerbreiten lang (ungefähr 24 cm). Der Leerdarm nimmt beim Menschen etwa 40 %, der Krummdarm etwa 60 % der Gesamtlänge ein. (3) (4) (5) Die Darmlänge ist nicht nur individuellen Schwankungen unter- legen, sondern auch stark vom Tonus der Muskelschicht abhängig. Bei erschlaftem Tonus (beispielsweise bei Toten) ist sie viel länger als unter normalem Grundtonus. Aus diesen Gründen schwanken die Angaben in der Literatur.
Es gibt darüber hinaus Defnitionsprobleme. Das betrifft in erster Linie den Begri? Krummdarm: Einerseits wird er als Begri? für das Ileum verwendet, andererseits als Bezeichnung für das Colon sigmoideum.(6) (7) Die alten Anatomen(8) , so der Hallenser Johann Christian Reil (1804)(9) wie auch die modernen wie Georg Oberhuber(10) scheinen sich auf Krummdarm als Synonym für das Ileum geeinigt zu haben. Als Längenverhältnis(11) wird dort 2/5 für das Jejunum und 3/5 für das Ileum angegeben. Diese Angaben finden sich genauso auch in dem Handatlas von Leonhardt(12) oder einem älteren Lehrbuch, wie dem von Waldeyer. (13)

4.1.3 Oberflächenstruktur

Um Nahrungsbestandteile gut resorbieren zu können, ist die innere Oberfläche durch Falten (Kerckring-Falten, auch

Plicae circulares), Zotten und Mikrovilli enorm vergrößert. Nachdem die Falten die Oberfläche schon einmal um
das Dreifache und die Zotten um einen zusätzlichen Faktor von 7 bis 14 vergrößern, tragen die zwischen den Zotten liegenden Krypten des Dünndarms (Glandulae intestinales) weiter zur Oberflächenvergrößerung und Sekretion bei.

Verdauungsapparat des Menschen

Die Mikrovilli schließlich vergrößern die Darmoberfläche nochmal um den Faktor 15 bis 40, so dass der Dünndarm letztendlich eine wesentliche größere Resorptionsoberfläche besitzt als wenn er lediglich eine innen glatte Röhre wäre. Die lange Zeit als Richtwert angenommene Dünndarmoberfläche von rund 180–300 m^2 hat sich jedoch neueren Forschungen zufolge(14) als zu hoch gegriffen erwiesen – realistisch sind vielmehr allenfalls 30–40 m^2,(15) also immer
noch gut das 20-fache der gesamten äußeren Körperoberfläche des Menschen. Diese Tatsache ist eine Erklärung
dafür, dass der Darm damit eine der „Hauptverteidigungslinien" des menschlichen Immunsystems ist.

4.1.4 Brunner-Drüsen

Als Besonderheit des Zwölfingerdarms sind die Brunner-Drüsen (Glandulae duodenales) zu nennen. Sie liegen in der Tela submucosa, der Wand des Duodenums und dienen der Sekretion von Muzinen, einem Trypsinaktivator, und von Hydrogencarbonaten (zur Neutralisierung des sauren Magensaftes).

Pankreas und Zwölffingerdarm. Die Gallengänge und die Papille sind freipräpariert und liegen hinter, nach dorsal, der im obigen
Bild dargestellten anatomischen Strukturen

4.1.5 Blutversorgung und Lymphabfuss

Arteriell wird der Dünndarm größtenteils von der Arteria mesenterica superior (u. a. über Arteriae jejunales und Arteriae ileales) versorgt; lediglich der Abschnitt des Duodenums kranial (kopfwärts) des Mesocolon transversum wird von der Arteria pancreaticoduodenalis (über Truncus coeliacus und dann Arteria hepatica communis) versorgt.
Der venöse Abfuss geschieht vollständig über die Pfortader in die Leber.
Der Lymphabfluss geschieht vollständig über den unpaaren Truncus intestinalis. Von dort gelangt die Lymphe in die
Cisterna chyli und den Ductus thoracicus (Milchbrustgang). Die Lymphe transportiert die im Darm resorbierten Lipide
(Fette) in den linken Venenwinkel, von dort gelangen sie über die rechte Herzhälfte zuerst in die Lunge, was sich dort zur Synthese der Surfactants als sinnvoll erweist.

4.1.6 Innervation

Der Dünndarm wird parasympathisch (ausgehend von den Nervi vagales) und sympathisch über den Plexus aorticus abdominalis innerviert.

4.2 Funktion

Insbesondere der Zwölfingerdarm dient der Neutralisierung des durch den Magen angesäuerten Chymus (Speisebrei; pH-Wert im Zwölfingerdarm: 5 bis 8,3).
Der gesamte Dünndarm ist der Hauptort der Verdauung und der Aufnahme der Nahrungsbestandteile (Kohlenhydrate, Eiweiße, Fette, Vitamine, Salze und Wasser), für das Ileum kommt noch die Aufgabe der Immunabwehr (durch die Peyer-Plaques) hinzu.

Am Anfang des Dünndarms wird die Nahrung enzymatisch verdaut. Die Verdauung wurde durch Verdauungsenzyme

Vatersche Papille im Duodenum. Darstellung aus dem Dünndarm heraus, endoskopischer Blick im Mund – z. B. Amylase – und Magen – die Pepsine – bereits begonnen. Durch die Sekrete der Bauchspeicheldrüse werden die Kohlenhydrate, Proteine und Fette in ihre Bestandteile aufgespalten, Proteine jedoch bevorzugt nicht in einzelne Aminosäuren, sondern in Di- und Tripeptide (Moleküle aus zwei oder drei Aminosäuren). Im Dünndarm wirkt die Maltase-Glucoamylase, die die Spaltung von a-1,4-Glucoseketten bewirkt.

Die Pankreasenzyme gelangen durch den Ductus pancreaticus – meist nach der Vereinigung mit dem zentralen Gallengang, dem Ductus choledochus – über die Papilla duodeni major (auch: Vatersche Papille, siehe Bild) in das Duodenum. Die Galle dient der Emulgierung der Fette. Zusätzlich wird der Galle das Bilirubin (ein Abbauprodukt des

Häms) beigemischt und damit ausgeschieden. Die Gallensäure hingegen wird zu rund 95 % resorbiert und wieder der Leber zur Verfügung gestellt.

Die Nahrungsbestandteile werden von der Darmwand resorbiert und – mit der erwähnten Ausnahme der Lipide – in der Leber weiterverarbeitet (gespeichert, umgewandelt etc.).

Im terminalen (Endabschnitt) Ileum wird mithilfe des aus dem Magen stammenden intrinsischen Faktors Vitamin B12 (Cobalamin) resorbiert und weiter verdaut.

Wasser und Elektrolyte

Histologisches Präparat der Dünndarmmukosa; dargestellt sind die intestinalen Villi mit den Lieberkühnschen Krypten.

Täglich werden im Dünndarm zirka neun Liter Flüssigkeit resorbiert, wobei davon rund 1,5 Liter aus der Nahrung bzw. der getrunkenen Flüssigkeit stammen oder stammen sollten. Der Rest gelangt mit den Sekreten aus Verdauungs- Drüsen und Drüsenzellen in den Verdauungstrakt. Dabei liefern die Speicheldrüsen einen Anteil von zirka 1 Liter, der Magen mit seinen Sekreten ca. 1,5 Liter, der Dünndarm selbst zirka 3 Liter und die Gallenblase etwa 0,6 Liter.

Die Aufnahme von Wasser erfolgt entlang eines osmotischen Druckgradienten, was vom Dünndarm verlangt, diesen
Druckgradienten aufrechterhalten zu können. Dabei stellen zwei Mechanismen diese Funktion sicher:

- Die Fähigkeit zur Aufnahme von Natriumchlorid: Im Jejunum ist diese an die Aufnahme von Glukose und Ami- nosäuren gekoppelt, ein Mechanismus, der als Symport bezeichnet wird. Im Ileum ist ein Na^+ /H^+ - Austauschcarrier dafür verantwortlich.

- Die Sekretion von Cl- und $HCO3$ - : Diese stellt den zweiten Mechanismus zur Aufrechterhaltung des Ungleichgewichts der Konzentration von Elektrolyten zwischen Darmzellen und Darmlumen dar.

Es findet sich auch ein dritter Transportmechanismus im Dünndarm. Durch die basale (dem Darminneren nicht zugewandte) Na-K-ATPase wird ein Natriumgradient geschaffen: Natrium strömt nun im Austausch gegen H^+ von der luminalen (dem Darminneren zugewandten) Seite in die Dünndarmzelle. Der Protonengradient, der daraufhin entsteht, wird für die Rückresorption (Cotransport) von Tri- und Dipeptiden genutzt, und zwar mittels des H^+ -Symportcarriers.

Die Absorption von $Ca2^+$ -Ionen wird dagegen nicht durch eine aktive Aufnahme, sondern die aktive Entfernung mittels des $Ca2^+$ -Bindungsproteins aus den Schleimhautzellen des Duodenums in das Interstitium gewährleistet.

Colon

Der Grimmdarm (fachsprachlich (das) Colon oder eingedeutscht (das) Kolon, von lateinisch colon (-i, n.), von griechisch (ko^lon) «Darm», «Wurst») ist der mittlere Abschnitt des Dickdarms der Säugetiere. Er beginnt nach dem Blinddarm (Caecum) und geht an seinem Ende in den Mastdarm (Rectum) über. Die deutsche Bezeichnung

Grimmdarm wird sowohl in der Wissenschaft als auch in der Alltagssprache nur noch selten verwendet.

5.1 Colon des Menschen

Beim Menschen verläuft das Colon ungefähr in Form eines umgedrehten U. Man unterscheidet vier Abschnitte:

- Colon ascendens: aufsteigendes Colon
- Colon transversum: Querkolon (Querdickdarm), nach der rechten Colonfexur (Flexura coli dextra)
- Colon descendens: absteigendes Colon, nach der linken Colonfexur (Flexura coli sinistra)
- Colon sigmoideum: Sigma-Schlinge, Sigma, Sigmoid

Beim Menschen liegt das Colon ascendens retroperitoneal (genauer: sekundär retroperitoneal). Der Teil des Peritoneums, der das Colon ascendens mit der hinteren Bauchwand verbindet, wird Faszie von Toldt genannt. Das Colon transversum liegt intraperitoneal, wodurch er sehr viel beweglicher ist, da er nicht im selben Ausmaß durch die peritoneale Hülle an der Bauchwand fixiert wird. Es finden sich hier nur Anheftungspunkte über die Radix mesocolontransversum (über eine peritoneale Falte, die Colon transversum, Magen und oberen Teil des Zwölffingerdarms beinhaltet) sowie über das Ligamentum gastrocolicum (Verbindung von Magen und Colon transversum). Das Colon descendens liegt wie sein Gegenüber (sekundär) retroperitoneal.

5.1.1 Morphologische Besonderheiten

- Haustren: außen sichtbare Ausbuchtungen der Dickdarmwand

- Plicae semilunares coli: innen sichtbare Falten, die äußerlich als Einschnürungen die Haustren voneinander abgrenzen

- Tänien: drei äußere Längsmuskelstreifen (Taenia libera, Taenia mesocolica, Taenia omentalis)

- Appendices epiploicae: mit Fett gefüllte Ausstülpungen der äußeren Schicht, Tunica serosa

5.1.2 Blutbahnen

Die arterielle Blutversorgung des aufsteigenden Colons erfolgt über die Arteria colica dextra. Das Colon transversum wird von der Arteria colica media und das absteigende Colon von der Arteria colica sinistra versorgt. Die beiden erstgenannten Arterien sind Äste der Arteria mesenterica superior während die Arteria colica sinistra ein Ast der Arteria mesenterica inferior ist. Das Versorgungsgebiet beider Arterien ist durch Gefäßarkaden über die Riolan- Anastomose verbunden. Der venöse Abfluss des Blutes erfolgt über die Mesenterialvenen hin zur Pfortader (Vena portae).

5.1.3 Nervenstränge

Die autonome Innervation des Colon erfolgt von Seiten des Sympathikus aus über den Grenzstrang (lat. Truncus sympathicus), den Nervus splanchnicus major und minor und prävertebrale Ganglien. Die parasympathische Innervation teilt sich der Nervus vagus mit Ästen der sakralen Nervi splanchnici pelvici. Der unscharfe Übergang dieser parasympathisches Innervationsgebiet befindet sich etwa im letzten Drittel des Colon transversum am Cannon-

Böhm-Punkt.

5.1.4 Funktion

Im aufsteigendem und im Querkolon werden vor allem Wasser und Elektrolyte resorbiert. Darüber hinaus findet eine Fermentation des Darminhalts durch Bakterien statt. In den hinteren Kolonabschnitten wird der Darminhalt weiter eingedickt und gespeichert. (7)
Das Colon zeigt zwei Bewegungsmuster. Durch Kontraktionen der Ringmuskelschicht (Segmentation) entstehen die
Haustren, wodurch der Darminhalt zurückgehalten und durchmischt wird. Teilweise kommt es auch zu einem Rücktransport des Darminhalts in das aufsteigende Kolon und den Blinddarm. Das zweite Bewegungsmuster sind Massenbewegungen, die zwei- bis dreimal am Tag den Darminhalt um 20 bis 30 cm vorschieben.

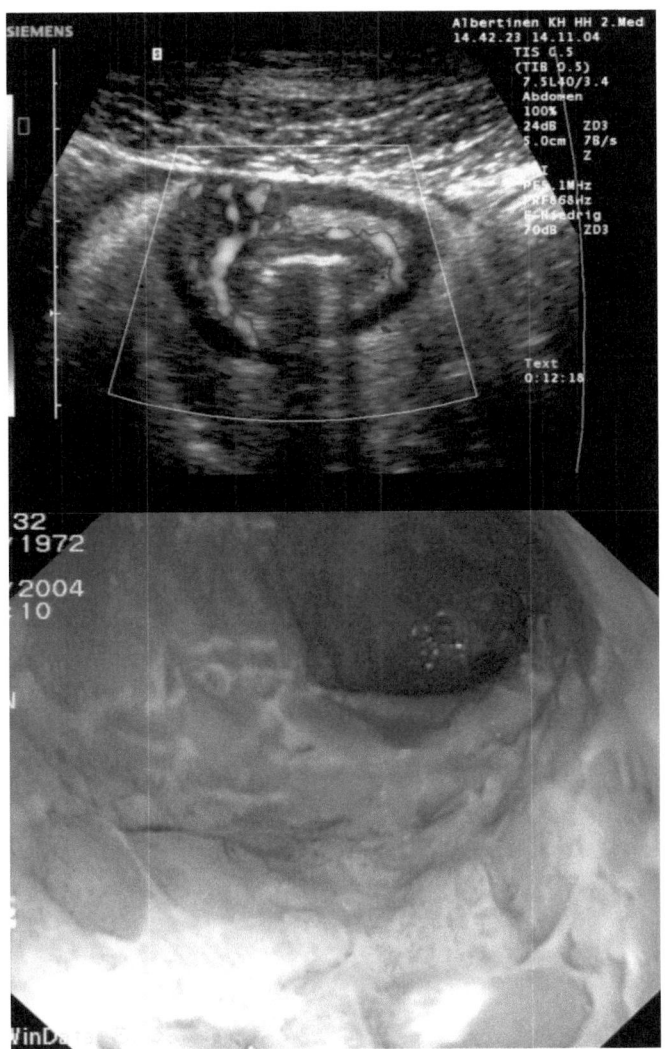

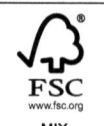